BEI GRIN MACHT SICH IHR WISSEN BEZAHLT

AF153171

- Wir veröffentlichen Ihre Hausarbeit,
  Bachelor- und Masterarbeit

- Ihr eigenes eBook und Buch -
  weltweit in allen wichtigen Shops

- Verdienen Sie an jedem Verkauf

Jetzt bei www.GRIN.com hochladen und kostenlos publizieren

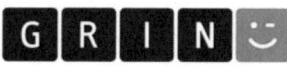

Maillard-Reaktion, Emulsionen und Sauermilchprodukte. Lebensmittelwissenschaftliche Übungen

Justine Gmeiner

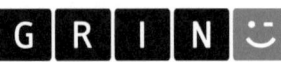

Bibliografische Information der Deutschen Nationalbibliothek:

Die Deutsche Nationalbibliothek verzeichnet diese Publikation in der Deutschen Nationalbibliografie; detaillierte bibliografische Daten sind im Internet über http://dnb.d-nb.de abrufbar.

ISBN: 9783346936295
Dieses Buch ist auch als E-Book erhältlich.

Druck und Bindung: Books on Demand GmbH, Norderstedt Germany
Gedruckt auf säurefreiem Papier aus verantwortungsvollen Quellen

Das vorliegende Werk wurde sorgfältig erarbeitet. Dennoch übernehmen Autoren und Verlag für die Richtigkeit von Angaben, Hinweisen, Links und Ratschlägen sowie eventuelle Druckfehler keine Haftung.

Das Buch bei GRIN: https://www.grin.com/document/1389291

IU Internationale Hochschule

Fernstudium

Bachelor of Science Ernährungswissenschaften

Projektbericht

DLBEWPLWU01 – Lebensmittelwissenschaftliche Übungen

Maillard-Reaktion, Emulsionen und Sauermilchprodukte

19.06.2023

Justine Eloisa Gmeiner

Inhaltsverzeichnis

Zur besseren Lesbarkeit wird in dieser Hausarbeit das generische Maskulinum verwendet. Die in dieser Arbeit verwendeten Personenbezeichnungen beziehen sich – sofern nicht anders kenntlich gemacht – auf alle Geschlechter.

I. Abbildungsverzeichnis

1. Maillard-Reaktion

1.1. Einleitung und theoretischer Hintergrund

Die Maillard-Reaktion, auch bekannt als nichtenzymatische Bräunungsreaktion, erhielt ihren Namen nach ihrem Entdecker L.C. Maillard, welcher erstmals 1912 über einen braunen Niederschlag beim Erhitzen von D-Glucose zusammen mit Glycin berichtete (Matissek & Baltes, 2015, S. 150). Eine solche Farbentwicklung lässt sich auch beim Backen eines Kuchens oder Rösten von Kaffee beobachten.

Parallel zur braunen Farbe entwickeln sich während des Erhitzen der Lebensmittel auch grundlegende Aromastoffe. Diese Farb- und Aromaentwicklung lässt sich durch die Reaktion eines primären Amins mit einem Aldehyd unter Wasserabspaltung erklären (Ebermann & Elmadfa, 2011, S. 699). Dabei handelt es sich bei den Aldehyden meist um unterschiedliche Zucker wie zum Beispiel Glucose, Fructose, Maltose oder Lactose.

Beim Ablauf der Maillard-Reaktion lagern sich die Amine an die Carbonylfunktion der Aldehyde an und bilden sogenannte Imine oder Schiffsche Basen (Belitz et al., 2007, S. 257). In einem pH-Bereich von vier bis sieben können sich die 1-Amino-Aldosen in 1-Amino-2-Ketosen umlagern (Ebermann & Elmadfa, 2011, S. 701). Es handelt sich dabei um die sogenannte Amadori-Umlagerung. Durch eine darauffolgende Protonierung der N- oder O-Atome zerfallen diese Amadori-Verbindungen und es bilden sich rot-gelbe, später braune Pigmente auch Melanoidine genannt. In Folge weiterer Reaktionen werden Maltol sowie auch Pyrazine, auch bekannt als das Brataroma, gebildet die dem Lebensmittel ein intensives Aroma verleihen.

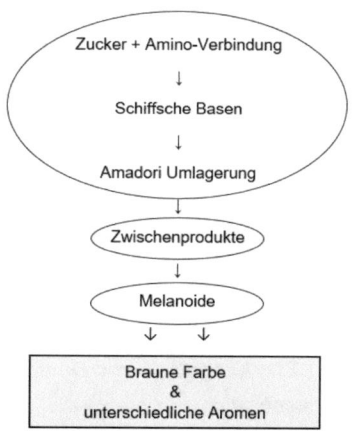

Abbildung 1: Das Prinzip der Maillard Reaktion

Quelle: Eigene Darstellung (geändert) in Anlehnung an Lukinac et al., 2022, S. 222

Nicht zu verwechseln ist die Maillard-Reaktion mit der Karamellisierung, bei der es sich ebenfalls um eine nichtenzymatische Bräunungsreaktion handelt (Belitz et al., 2007, S. 273–274). Sie verleiht dem Lebensmittel das typische Karamellaroma und trägt ebenfalls zur Braunfärbung bei. Verursacht wird die Karamellisierung durch das Schmelzen von Zucker oder Erhitzen von Zuckersirup.

Im Rahmen der Maillard-Reaktion kann zusätzlich auch Acrylamid in den Lebensmitteln entstehen (Ebermann & Elmadfa, 2011, S. 706–707). Es handelt sich dabei um einen toxischen Stoff, der in Tierversuchen neurotoxisch und kanzerogen wirkt (Madle et al., 2003, S. 411). Zur Wirkung beim Menschen liegen jedoch nur wenige Untersuchungen vor. Durch die experimentellen

Daten ist eine mögliche, kanzerogene Wirkung beim Menschen jedoch nicht auszuschließen. Ausgehend von diesem genotoxischen und kanzerogenen Potenzial auf den Menschen wird der Stoff weltweit zunehmend kritisch betrachtet (Nica-Badea, 2022, S. 179). Nichts desto trotz werden oft täglich Lebensmittel mit Acrylbelastung von den Menschen verzehrt (Madle et al., 2003, S. 412). Dazu zählen zum Beispiel Kaffee, Frühstückszerealien, Knäckebrot, Kekse, Waffeln, Pommes Frites und Kartoffelchips. Zusätzlich zur Aufnahme durch Lebensmittel wird Acrylamid auch durch Rauchen oder als Bestandteil kosmetischer Produkte aufgenommen (Madle et al., 2003, S. 411–414). Es ergeben sich daraus Risiken für den Menschen welche bisher nicht verlässlich quantifiziert worden sind und weitere Untersuchungen diesbezüglich erforderlich machten.

Im folgenden Experiment wird die Maillard-Reaktion anhand eines Backvorgangs untersucht. Dabei werden zwei Rührkuchen mit identischem Rezept hergestellt. Der erste Kuchen wird im Backofen gebacken der zweite in der Mikrowelle. Es soll sich herausstellen inwiefern sich die beiden Kuchen bezüglich der Maillard-Reaktion voneinander unterscheiden. Da die Maillard-Reaktion mit Erhitzungsprozessen und hohen Temperaturen von ca. 140 °C einhergeht, lässt sich eine solche Reaktion nur bei dem im Backofen zubereiteten Kuchen erwarten (Ebermann & Elmadfa, 2011, S. 252–254). Bei der Mikrowelle hingegen werden die Wassermoleküle in Bewegung versetzt und sorgen so für Reibungswärme (Welt der Physik, 2023). Im Gegensatz zu der Zubereitung im Backofen wird der Rührkuchen also von innen erhitzt. Da Temperaturen über 100 °C eine Verdampfung der Wassermoleküle zur Folge hätten, können die Temperaturen in der Mikrowelle die benötigte Mindesttemperatur für die Maillard-Reaktion nicht erreichen und die Reaktion bleibt aus.

1.2. Experiment: Kuchen backen

1.2.1. Materialien und Durchführungsmethode

Geräte: Backofen, Mikrowelle, 30cm Kastenform, Tasse, Küchenwaage, Rührschüssel, Schneebesen

Zutaten für den veganen Rührkuchen: 375g Dinkelmehl, 1 Packung Backpulver, 250g Zucker, 2 Packungen Vanillezucker, ¼ TL Salz, 315g ungesüßte Mandelmilch, 150g Rapsöl (Wilkening, 2020)

Für die Teigherstellung werden zu Beginn die trockenen Zutaten in einer Rührschüssel gut vermischt (Wilkening, 2020). Anschließend werden die flüssigen Zutaten hinzugefügt und alles zu einem glatten Teig verrührt. Von der entstandenen Masse werden ca. fünf Esslöffel in eine Tasse abgefüllt und für vier Minuten bei 600 Watt in die Mikrowelle gegeben. Die restliche Kuchenmasse wird in die Kastenform gefüllt und im vorgeheizten Backofen bei 180°C Ober- Unterhitze für 60 Minuten gebacken.

1.2.2. Ergebnisse

Bereits auf den ersten Blick lässt sich erkennen, dass sich die Ergebnisse in Bezug auf die Farbe deutlich unterscheiden (siehe Abbildung 3). Der Kuchen aus der Mikrowelle (A) ist deutlich heller als der Kuchen aus dem Backofen (B). Dieselbe Unterscheidung zeigt sich auch nach dem Anschneiden der beiden Gebäckstücke (siehe Abbildung 4), denn auch im Inneren erscheint der Kuchen aus dem Backofen deutlich dunkler. Es lässt sich ebenfalls erkennen, dass die Kruste des Kuchens aus dem Backofen gebräunter ist als das Teiginnere. Dies kann durch die höher werdende Temperatur auf der Oberfläche im Vergleich zum Kucheninneren erklärt werden.

In Bezug auf die Konsistenz zeigen sich ebenfalls große Unterschiede (siehe Abbildung 5). Obwohl der Kuchen aus der Mikrowelle nur vier Minuten gebacken wurde ist die Teigtextur in der Mitte etwas trocken und von härterer Konsistenz. Im Gegensatz dazu ist der Kuchen aus dem Backofen weich und saftig. Der Kuchen aus dem Backofen hinterlässt zudem einen wesentlich intensiveren Geruch, welcher sich auch beim Geschmackstest feststellen lässt. Mit einer leichten Karamellnote und einem leichten Röstaroma in der Kuchenkruste lässt sich der Kuchen aus dem Backofen von dem aus der Mikrowelle gustatorisch unterscheiden. Dies deutet zum einen auf die Karamellisierung und zum anderen auf die Maillard-Reaktion hin.

1.3. Diskussion und Fazit

Durch die für die Maillard-Reaktion benötigte Mindesttemperatur von ca. 140 °C konnte nur bei dem Kuchen aus dem Backofen, welcher bei 180 °C gebacken wurde, eine Maillard-Reaktion festgestellt werden. Diese Beobachtung beschränkt sich jedoch auf die Kruste des Kuchens welche deutlich dunkler ist und auch geschmacklich ein kräftigeres Aroma als das Teiginnere aufweist. Durch diese Beobachtungen kann rückgeschlossen werden, dass die Maillard-Reaktion nur auf der Oberfläche des Kuchens stattgefunden hat. Dies lässt sich wiederum durch die höhere Temperatur an der Oberfläche im Vergleich zur Kerntemperatur im Teiginneren erklären.

Nicht nur die Mindesttemperatur ist Voraussetzung für die Maillard-Reaktion, sondern auch die Zutaten spielen eine ausschlaggebende Rolle. Da es sich bei der Maillard-Reaktion grundsätzlich um eine Reaktion von reduzierenden Zuckern und Eiweißen handelt kann davon ausgegangen werden, dass vor allem das Mehl, der zugesetzte Zucker als auch die Mandelmilch an der Reaktion beteiligt sind. Parallel dazu kommt es durch das Erhitzen des Zuckers auch zu einer Karamellisierung welche vor allem für das typische Aroma mitverantwortlich ist.

2. Emulsionen

2.1. Einleitung und theoretischer Hintergrund

Emulsionen sind disperse Mehrphasensysteme und bestehen aus mindestens zwei Stoffen, die sich nicht miteinander mischen lassen (Karbstein & Schubert, 1992, S. 818). Unterschieden wird dabei eine äußere / kontinuierliche Phase von einer inneren / dispersen Phase (Belitz et al., 2007, S. 468–469). Besteht zum Beispiel die äußere Phase aus Wasser und die innere aus Öl so handelt es sich um eine Öl-in-Wasser-Emulsion. Umgekehrt entsteht eine Wasser-in-Öl-Emulsion, wenn das Wasser in Öl dispergiert. Emulsionen begegnen uns im Alltag sehr häufig so sind die Milch, Butter, Mayonnaise oder auch das Speiseeis bekannte Beispiele dafür.

Hergestellt und stabilisiert werden die Emulsionen mit einem Emulgator (Belitz et al., 2007, S. 469–470). Dabei handelt es sich um grenzflächenaktive Stoffe mit jeweils einem lipophilen und einem hydrophilen Teil. Liegt nun ein nicht mischbares System vor, so lagern sich die Emulgatoren an die Grenzfläche zwischen der inneren und äußeren Phase an und vermindern somit eine Grenzflächenspannung. Dies führt zu einer Feinverteilung der beiden Phasen.

Abbildung 2: Die Wirkung von Emulgatoren am Beispiel einer Wasser-in-Öl-Emulsion (• hydrophiler Teil — lipophiler Teil)

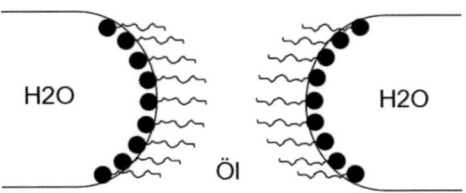

Quelle: Quelle: Eigene Darstellung (geändert) in Anlehnung an (Belitz et al., 2007, S. 470)

Im folgenden Experiment wird eine Öl-in-Wasser-Emulsion, genauer eine Mayonnaise hergestellt. Das Ziel der Untersuchtung ist es, eine homogene Masse herzustellen. Dabei sollte das Speiseöl mithilfe des Eigelbes als Emulgator in der äußeren Phase gleichmäßig verteilbar sein. Zudem sollte sich eine pastenartige Konsistenz bilden. Durch die Verwendung des Eidotters als natürlicher Emulgator und bei Einhaltung der herkömmmlichen Herstellungsschritte kann eine erfolgreiche Umsetzung erwartet werden.

2.2. Experiment: Herstellung von Mayonnaise

2.2.1. Materialien und Durchführungsmethode

Geräte: Rührschüssel, Schneebesen, Messbecher

Zutaten: 1 Eigelb, 0,5 TL Senf, 0,5 TL Essig, 1 Prise Kochsalz, 125 ml Sonnenblumenöl

Im ersten Schritt der Herstellung von Mayonnaise werden das Eigelb, der Senf, der Essig sowie das Kochsalz mit dem Schneebesen gründlich vermengt bis eine homogene Masse entsteht (siehe Abbildung 6). Unter ständigem Rühren wird das Sonnenblumenöl langsam hinzugefügt. Es wird solange weitergerührt, bis eine homogene, cremige und etwas dickere Konsistenz entsteht (siehe Abbildung 7).

2.2.2. Ergebnisse

Das Endergebnis der hergestellten Mayonnaise zeigt sich wie erwartet. Durch das langsame Hinzufügen des Sonnenblumenöles in die zuvor hergestellte Mischung aus Eigelb, Senf, Essig und Kochsalz, haben sich die Zutaten zu einer gleichmäßigen, einheitlichen Substanz vermischt. Die Mayonnaise hat eine formstabile, cremeartige Konsistenz erhalten (siehe Abbildung 8).

Geschmacklich kann die Mayonnaise als würzig und leicht säuerlich beschrieben werden. Die entstandene gelbliche Färbung lässt sich auf die verwendeten Zutaten genauer auf das Eigelb, den Senf sowie das Öl zurückführen.

2.3. Diskussion und Fazit

Das Ziel der Herstellung einer Emulsion verlief mit Erfolg. Die äußere Phase ließ sich problemlos mit der inneren Phase zu einer homogenen Masse vermischen. Dabei bildeten Wasser, Senf, Salz und Essig die äußere, kontinuierliche Phase. Das erwähnte Wasser der äußeren Phase setzt sich dabei aus den Bestandteilen bzw. dem enthaltenen Wasser des Essigs, dem Eigelb und dem Senf zusammen (Flückiger, 1966, S. 140). Die disperse Phase bildet somit das Öl. Die zur Mischung notwendige Emulgatorfunktion übernimmt in diesem Fall der Eidotter. Genauer gesagt kann die Emulgatorwirkung auf die Phospholipide, LD-Lipoproteine und Proteine des Eigelbs zurückgeführt werden (Belitz et al., 2007, S. 576). Diese Eigelbkomponenten setzten die Grenzflächenspannung zwischen den beiden Phasen herab und machen eine gleichmäßige Vermengung zu einer homogenen Masse möglich.

Die cremige Konsistenz der Mayonnaise kann darauf zurückgeführt werden, dass die Öltröpfchen sehr dicht beieinanderliegen und zwischen ihnen Attraktionskräfte wirksam werden (Flückiger, 1966, S. 141). Es handelt sich dabei um schwache Bindungskräfte die nur dann auftreten, wenn die Abstände zwischen den Partikeln sehr gering sind. Ein Beispiel für die dabei vorherrschenden Kräfte können die Van der Waals'schen oder ähnliche Kräfte sein. Durch diese Bindungskräfte bilden sich aus den Einzelteilchen Aggregate. Die gebildeten Einheiten bewirken, dass eine bestimmte Kraft entgegengebracht werden muss um die Mayonnaise zum Fließen zu bringen. Zum Beispiel das Drücken oder Pressen auf die Mayonnaise Tube. In ruhigem Zustand kann sie als „festen Körper" angesehen werden.

3. Sauermilchprodukte

3.1. Einleitung und theoretischer Hintergrund

Bei den Sauermilchprodukten handelt es sich um Milchprodukte die eine Gärung durchlaufen haben (Belitz et al., 2007, S. 538). Dabei können Milchsäurebakterien aber auch andere Mikroorganismen wie zum Beispiel Hefen beteiligt sein. Zu den bekanntesten Sauermilchprodukten zählen zum Beispiel Joghurt, Kefir, Sauermilch und viele mehr.

Die spontane Fermentation der Milch, welche durch die darin enthaltenen Milchsäurebakterien erfolgt, zählt zu den ältesten Methoden der Haltbarmachung (Majchrzak & Schlinter-Maltan, 2018, S. 12). Die verlängerte Haltbarkeit wird dabei durch die Unterdrückung unerwünschter Mikroorganismen hervorgebracht (Walther & Bisig, 2019).

Des Weiteren sind Sauermilchprodukte für die Menschen meist besser bekömmlich als herkömmliche Milch (DGE, 2011). Diese Eigenschaft lässt sich dadurch erklären, dass das Enzym Laktase der Joghurtbakterien die in der Milch enthaltenen Laktose weitestgehend zu Glukose und Galaktose abbaut (Walther & Bisig, 2019). Für die Zubereitung von laktosefreiem Joghurt wird dem Joghurt weitere Laktase zugesetzt. Dies lässt den Laktosegehalt von ca. 3,6 – 4,1% des Standardjoghurts unter den festgelegten Höchstgehalt von 0,1g Laktose pro 100g sinken. Durch den bereits natürlich stattfindenden Laktoseabbau von ca. einem Viertel bis zu einem Drittel ist jedoch auch der Standardjoghurt für viele laktoseintolerante Personen bekömmlich. Darüber hinaus bilden sich bei der Fermentation weitere charakteristische und sensorische Merkmale wie zum Beispiel Geschmack, Konsistenz und Textur (Majchrzak & Schlinter-Maltan, 2018, S. 12).

Zur Herstellung von Joghurt werden der erhitzten Vollmilch bestimmte Milchsäurebakterien zugesetzt (Matissek & Baltes, 2015, S. 487). Dabei handelt es sich meist um die Bakterien Streptococcus thermophilus und Lactobacillus bulgaricus. Durch die stattfindende Fermentation bei ca. 40°C bildet sich Milchsäure welche den pH-Wert der Milch sinken lässt (Ebermann & Elmadfa, 2011, S. 327). Durch den niedrigen pH-Wert von etwa 4 schließt sich der Calcium-Casein-Komplex auf, die freien Caseinmoleküle aggregieren und die Aggregate flocken zu Gallerten aus. Die Interaktion dieser Vorgänge bewirkt das schlussendliche Dickwerden der Milch.

Im Handel gibt es den Joghurt auch immer öfters mit Probiotika versetzt (Belitz et al., 2007, S. 539–540). Dabei handelt es sich um gezüchtete Milchsäurebakterienstämme, welche die Darmflora des Menschen positiv beeinflussen sollen. Auch der Zusatz von Früchten oder Fruchtmark ist üblich und bietet den Konsumenten eine große Vielfalt an unterschiedlichen Geschmacksrichtungen.

Mit der Durchführung des folgenden Experimentes soll anhand von Milch sowie den bestimmten Joghurtkulturen selbst Joghurt hergestellt werden. Nach Einhaltung der Fermentationszeit bei geeigneter Temperatur soll sich aus der einst flüssigen Milch eine dicke, cremige Konsistenz bilden. Zu erwarten ist außerdem, dass der pH-Wert durch die Fermentation und die damit einhergehende Milchsäurebildung sinkt.

3.2. Experiment: Herstellung von Joghurt

3.2.1. Materialien und Durchführungsmethode

Geräte: Backofen, Kochtopf, Schneebesen, Küchenherd, Glasschüssel, Thermometer, pH-Teststreifen

Zutaten: 1L H-Milch, 1 Packung Joghurtkulturen

Vor dem Start der Joghurtherstellung wird der pH-Wert der H-Milch mit Hilfe eines pH-Teststreifens gemessen. Der Teststreifen zeigte dabei einen Wert von 6,2 an (siehe Abbildung 9). Anschließend wird die H-Milch in einem Kochtopf auf ca. 40°C erwärmt. Nun kann der Milch die Joghurt-Starter-Kultur untergerührt werden (siehe Abbildung 10). Die im Experiment verwendete Starterkultur (siehe Abbildung 10) besteht aus Dextrose sowie den Bakterienkulturen Streptococcus thermophilus und Lactobacillus delbrückii subsp. Bulgaricus. Im nächsten Schritt wird die

Mischung in eine Glasschüssel umgefüllt, mit einem sauberen Küchentuch abgedeckt und für ca. acht Stunden im Backofen warmgehalten. Die Ofentemperatur beträgt dabei konstant 40°C.

3.2.2. Ergebnisse

Nach den acht Stunden Ruhezeit bei 40°C hat sich die Konsistenz verfestigt und gleicht nun der eines Joghurts (siehe Abbildung 11). Wird nun erneut der pH-Wert gemessen so lässt sich erkennen, dass der pH-Wert auf 5,6 bzw. noch weiter abgefallen ist (siehe Abbildung 12). Diese Erkenntnis lässt sich auch anhand des leicht säuerlichen Geruchs und Geschmacks widerspiegeln. Durch die weiche und sehr cremige Konsistenz sowie die leichte Säure kann der Joghurt auch gustatorisch positiv bewertet werden.

3.3. Diskussion und Fazit

Durch die symbiotisch zusammenlebenden Milchsäurebakterien welche der Milch zugesetzt worden sind und der für die Bakterien angenehmen Temperatur von 40°C wurde die Milch vollständig in genussfertigen Joghurt umgesetzt. Das Experiment verlief erfolgreich. Aus der Messung des pH-Wertes vor und nach der Fermentation (siehe Abbildung 9 und 12) lässt sich schließen, dass der Milchzucker wie erwartet umgesetzt wurde und sich Milchsäure gebildet hat. Auch die cremige Konsistenz bekräftigt diese Schlussfolgerung.

Die Fermentation ist dabei das Ergebnis der Protosymbiose der beiden Milchsäurebakterienkulturen Streptococcus thermophilus und Lactobacillus delbrückii subsp. Bulgaricus (Möller et al., 2006, S. 145). Die Protosymbiose beschreibt dabei das Wachstum der Bakterien, welches durch das gegenseitige Zurverfügungstellen von Stoffwechselprodukten eintritt. So beginnt das Bakterium Streptococcus thermophilus zuerst mit dem Wachstum und bildet durch den Laktosestoffwechsel Formiat und Pyruvat. Diese beiden Stoffe führen nun auch zum Wachstum des Lactobacillus delbrückii subsp. Bulgaricus, welches wiederum Aminosäuren und Peptide zur Verfügung stellt. Beim Sinken des pH-Wertes auf ca. 4,4 stellt sich das Wachstum der Streptococcus thermophilus wieder ein. Dadurch kann davon ausgegangen werden, dass die Bitterpeptide in Joghurtsorten mit sehr niedrigem pH-Wert vorwiegend von Lactobacillus delbrückii subsp. Bulgaricus Stämmen gebildet werden.

Der Fettgehalt des Joghurts basiert auf der verwendeten Milch und beträgt im Falle dieses Experimentes 3,5%. Es handelt sich also um einen Vollmilchjoghurt mit dem handelsüblichen Fettgehalt von 3,5-4% Fett. Im Vergleich dazu gibt es auch fettarmen Joghurt mit mindestens 1,5% oder Magermilch-Joghurt mit höchstens 0,3% Fett (Matissek & Baltes, 2015, S. 487). Je höher der Fettgehalt ist desto stärker wird ein sahniger und süßlicher Geschmack wahrgenommen (Majchrzak & Schlinter-Maltan, 2018, S. 12). Auch die sensorischen Eigenschaften wie zum Beispiel die Konsistenz und Textur können sich mit abnehmendem Fettgehalt verändern.

Anhang A: Experiment Kuchen backen

Abbildung 3: Vergleich vom Kuchen aus der Mikrowelle (A) mit dem Kuchen aus dem Backofen (B)

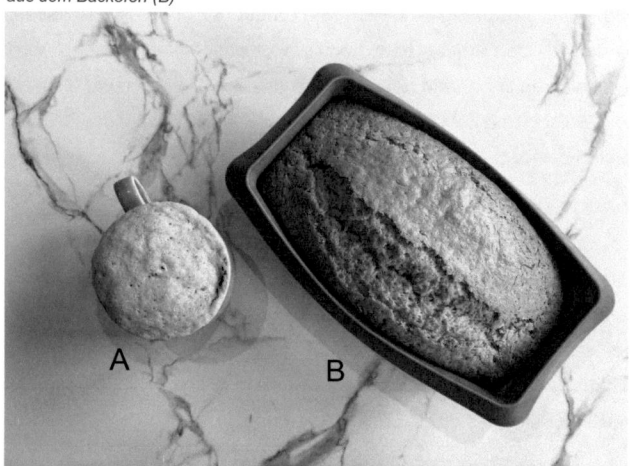

Quelle: Eigene Darstellung

Abbildung 4: Vergleich vom Kuchen aus der Mikrowelle (A) mit Kuchen aus dem Backofen (B) nach dem Anschneiden

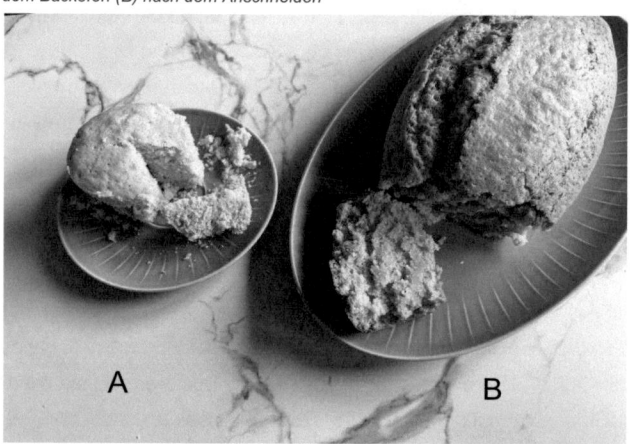

Quelle: Eigene Darstellung

Abbildung 5: Vergleich vom Teiginneren des Kuchens aus der Mikrowelle (A) mit dem Kuchen aus dem Backofen (B)

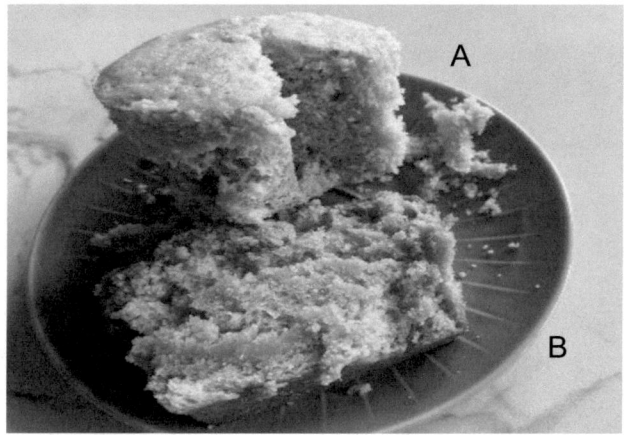

Quelle: Eigene Darstellung

Anhang B: Experiment Herstellung von Mayonnaise

Abbildung 6: Vermengung von dem Eigelb, dem Senf, dem Essig sowie dem Kochsalz zu einer homogenen Masse

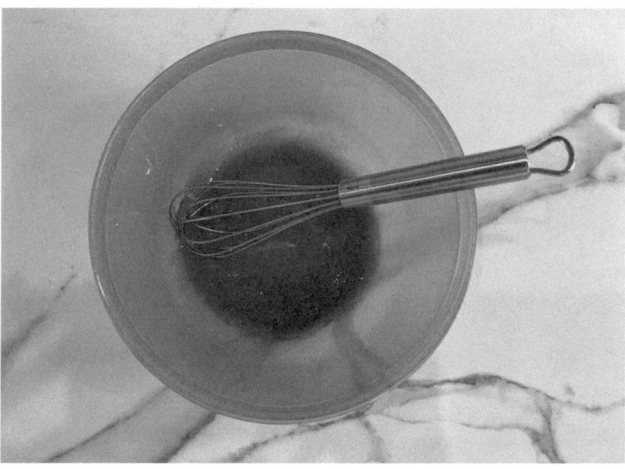

Quelle: Eigene Darstellung

Abbildung 7: Langsames hinzufügen des Sonnenblumenöles bis hin zu einer cremigen Konsistenz

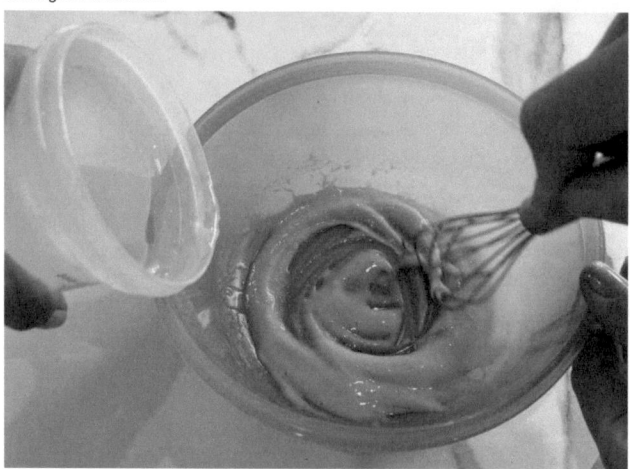

Quelle: Eigene Darstellung

Abbildung 8: Formstabile, cremeartige Mayonnaise

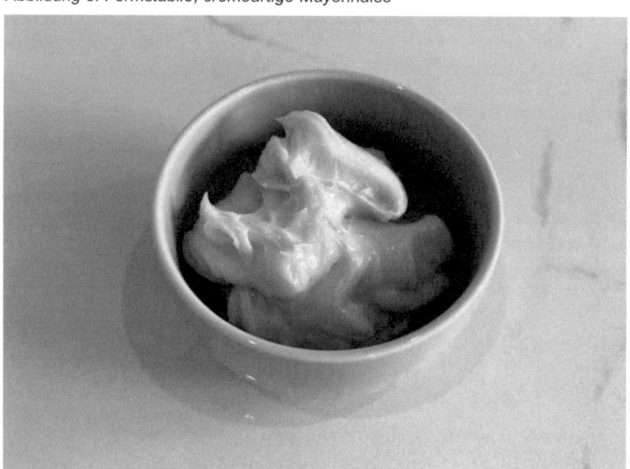

Quelle: Eigene Darstellung

Anhang C: Experiment Herstellung von Joghurt

Abbildung 9: PH-Wert der H-Milch vor Beginn der Joghurtherstellung

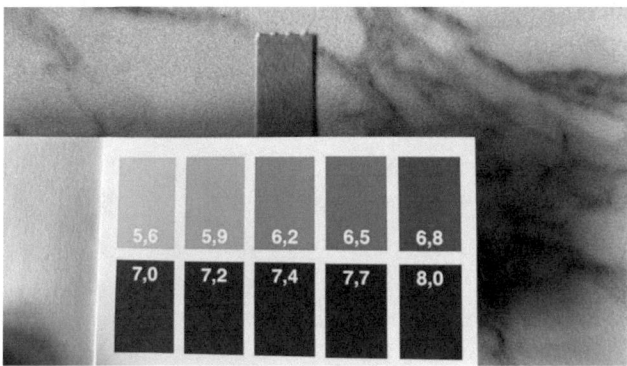

Quelle: Eigene Darstellung

Abbildung 10: Einrühren der Joghurt-Starter-Kultur in die Milch

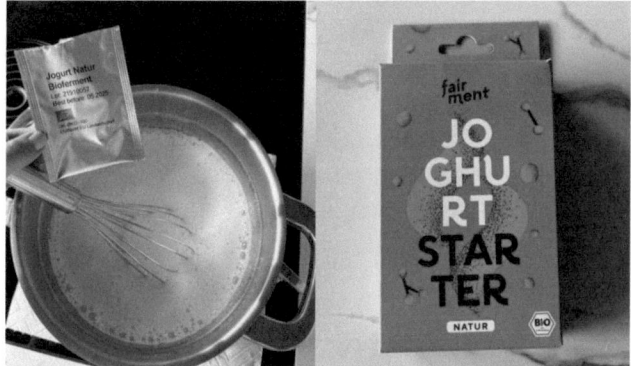

Quelle: Eigene Darstellung

Abbildung 11: Feste Struktur des hergestellten Joghurts

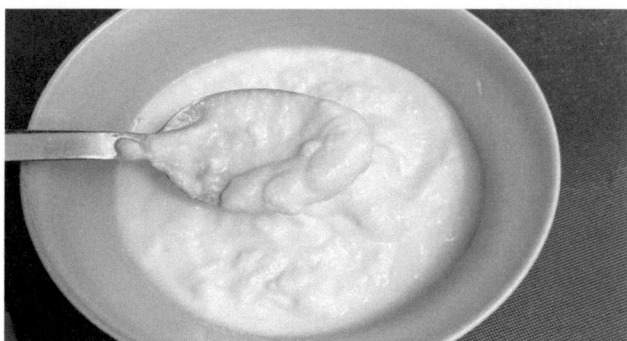

Quelle: Eigene Darstellung

Abbildung 12: PH-Wert des Joghurts nach der Joghurtherstellung

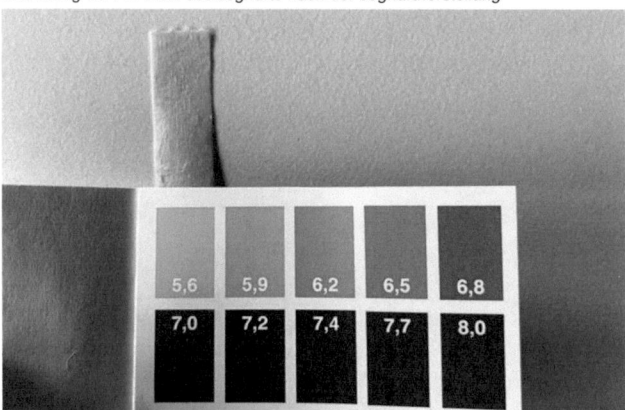

Quelle: Eigene Darstellung

III.   Literaturverzeichnis

Belitz, H.-D., Grosch, W. & Schieberle, P. (2007). *Lehrbuch der Lebensmittelchemie* (6. Aufl.). *Springer-Lehrbuch*. Springer Berlin Heidelberg. https://doi.org/10.1007/978-3-540-73202-0

DGE. (2011). *Essen und Trinken bei Lactoseintoleranz*. https://www.dge.de/presse/meldungen/2011-2018/essen-und-trinken-bei-lactoseintoleranz/

Ebermann, R. & Elmadfa, I. (2011). *Lehrbuch Lebensmittelchemie und Ernährung* (2. Aufl.). Springer. http://www.lehmanns.de/midvox/bib/9783709102107

Flückiger, W. (1966). Zur Technologie der Mayonnaise und mayonnaiseähnlichen Emulsionen. *Fette, Seifen, Anstrichmittel, 68*(2), 139–145. https://doi.org/10.1002/lipi.19660680217

Karbstein, H. & Schubert, H. (1992). Beeinflussung der Tropfengrößenverteilung und der Tropfenstabilität von Lebensmittel-Emulsionen. *Chemie Ingenieur Technik, 64*(9), 818–819. https://doi.org/10.1002/cite.330640973

Lukinac, J., Komlenić, D. K., Čolić, M. L., Nakov, G. & Jukić, M. (2022). Modelling the browning of bakery products during baking: a review. *Ukrainian Food Journal, 11*(2), 217–234. https://doi.org/10.24263/2304-974X-2022-11-2-3

Madle, S., Broschinski, L., Mosbach-Schulz, O., Schning, G. & Schulte, A. (2003). Zur aktuellen Risikobewertung von Acrylamid in Lebensmitteln. *Bundesgesundheitsblatt - Gesundheitsforschung - Gesundheitsschutz, 46*(5), 405–415. https://doi.org/10.1007/s00103-003-0610-9

Majchrzak, D. & Schlinter-Maltan, C. (2018). *Die sensorische Fachsprache: Nachschlagewerk für die qualitativen und quantitativen Aspekte von Lebensmitteln. Research*. Springer Spektrum.

Matissek, R. & Baltes, W. (2015). *Lebensmittelchemie* (8. Aufl.). Springer Berlin Heidelberg. https://doi.org/10.1007/978-3-662-47112-8

Möller, C., Bockelmann, W. & Heller, K. J. (2006). Einfluss von Temperatur und S. thermophilus auf die Herstellung von Joghurt mit milder Geschmackscharakteristik. *Kieler milchwirtschaftliche Forschungsbericht, 58*(3), 145–164. https://www.openagrar.de/servlets/MCRFileNodeServlet/Document_derivate_00003918/KielMF_145-164_Moeller.pdf

Nica-Badea, D. (2022). Relevance of dietary exposure to acrylamide formed in heat-processed agrifood products. *Central European journal of public health, 30*(3), 179–184. https://doi.org/10.21101/cejph.a6779

Walther, B. & Bisig, W. (2019). *Sauermilchprodukte sind lange haltbar*. swissmilk. https://api.swissmilk.ch/wp-content/uploads/2019/05/fachinformation-sauermilchprodukte-sind-lange-haltbar-ernaehrungswissenschaft-de.pdf

Welt der Physik. (2023). *Mikrowellen*. https://www.weltderphysik.de/gebiet/teilchen/licht/elektromagnetisches-spektrum/mikrowellen/

Wilkening, K. (2020). *Veganer Rührkuchen [Grundrezept für Rührteig ohne Ei]*. https://veggie-einhorn.de/veganer-ruehrkuchen-grundrezept/

BEI GRIN MACHT SICH IHR WISSEN BEZAHLT

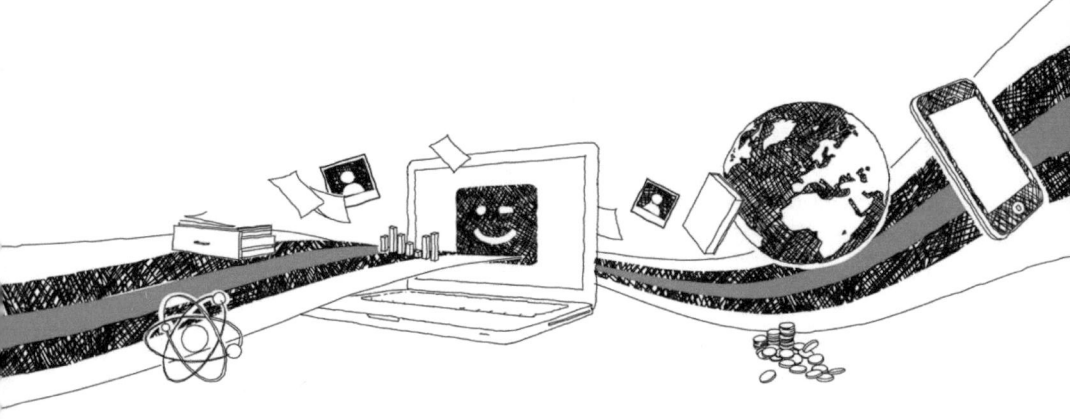

- Wir veröffentlichen Ihre Hausarbeit, Bachelor- und Masterarbeit

- Ihr eigenes eBook und Buch - weltweit in allen wichtigen Shops

- Verdienen Sie an jedem Verkauf

Jetzt bei www.GRIN.com hochladen und kostenlos publizieren

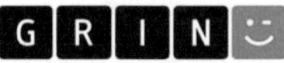